BEI GRIN MACHT SICH IHR WISSEN BEZAHLT

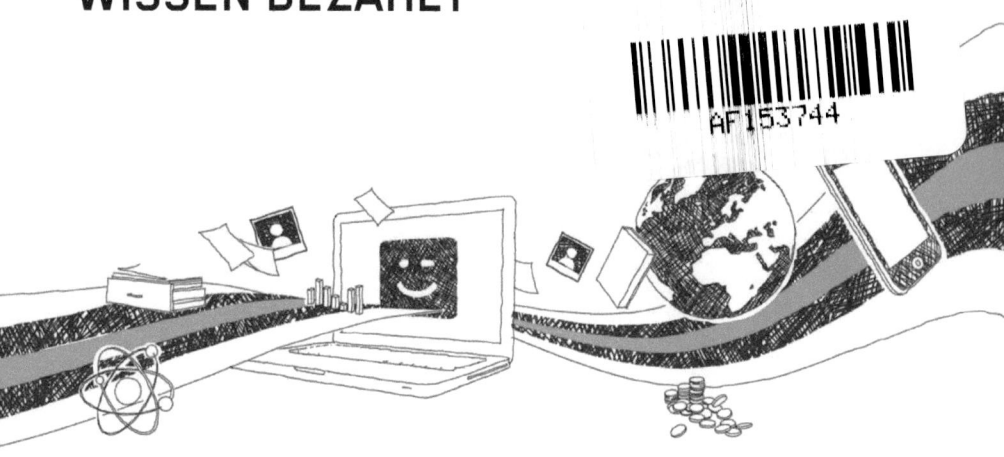

- Wir veröffentlichen Ihre Hausarbeit, Bachelor- und Masterarbeit

- Ihr eigenes eBook und Buch - weltweit in allen wichtigen Shops

- Verdienen Sie an jedem Verkauf

Jetzt bei www.GRIN.com hochladen und kostenlos publizieren

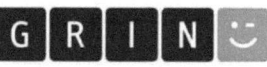

Bibliografische Information der Deutschen Nationalbibliothek:

Die Deutsche Bibliothek verzeichnet diese Publikation in der Deutschen National-
bibliografie; detaillierte bibliografische Daten sind im Internet über http://dnb.d-
nb.de/ abrufbar.

Impressum:

Copyright © 2020 GRIN Verlag
Druck und Bindung: Books on Demand GmbH, Norderstedt Germany
ISBN: 9783346187055

Dieses Buch bei GRIN:

https://www.grin.com/document/584272

Linda Kaiser

Übergewicht im Kindesalter. Ausarbeitung eines Elternabends mit den Themen Ernährung, Prävention und Maßnahmen für Familien

GRIN Verlag

GRIN - Your knowledge has value

Der GRIN Verlag publiziert seit 1998 wissenschaftliche Arbeiten von Studenten, Hochschullehrern und anderen Akademikern als eBook und gedrucktes Buch. Die Verlagswebsite www.grin.com ist die ideale Plattform zur Veröffentlichung von Hausarbeiten, Abschlussarbeiten, wissenschaftlichen Aufsätzen, Dissertationen und Fachbüchern.

Besuchen Sie uns im Internet:

http://www.grin.com/

http://www.facebook.com/grincom

http://www.twitter.com/grin_com

Academy of Sports

Abschlussarbeit
Übergewicht im Kindesalter
Elternabend zum Thema: Ernährung
Ursachen- Prävention- Maßnahmen für Familien

Ernährungsberater für Kinder

Kaiser, Linda

1. Inhalt

1. Einleitung

Adipositas und Übergewicht sind oft diskutierte Themen in unserer Gesellschaft. Immer mehr Kinder und Jugendliche leiden an Übergewicht. Die Gründe und Einflussfaktoren hierfür sind vielfältig. Zwar führen die moderne Medizin und die Ausdehnung des Gesundheitssystems zu einem Erfolg, z.B. in der Therapie von Krankheiten, so dass unsere Lebenserwartung angestiegen ist, aber auf der anderen Seite hat diese Wohlstandssteigerung auch zu einer Veränderung der Lebensführung geführt, die wiederum einen Einfluss auf unsere Gesundheit hat.

„In Deutschland sind 15 Prozent der Kinder übergewichtig, sechs Prozent sogar adipös, also fettleibig, ihnen drohen Krankheiten wie Diabetes, Gelenkprobleme, Bluthochdruck und Herzerkrankungen. Im Vergleich zu den 80er und 90er Jahren ist der Anteil übergewichtiger Kinder um 50 Prozent gestiegen. Der wichtigste Grund für das Übergewichtproblem: Kinder ernähren sich falsch. Sie essen zu viele Süßigkeiten, fettige Snacks und Fleisch, trinken zu viel Limonade; Obst und Gemüse kommen dagegen zu kurz."Foodwatch.org, 13.07.2016 Kinderernährung https://www.foodwatch.org/de/informieren/kinderernährung/ [11.03.2020]

Die vorliegende Arbeit soll die Probleme übergewichtiger Kinder darstellen und den Eltern Möglichkeiten der Prävention und Maßnahmen bei Übergewicht aufzeigen. Im ersten Kapitel wird zunächst auf die Begründung der Auswahl des Themas, die Rahmenbedingungen und die Zielgruppe eingegangen. Das zweite Kapitel, beschreibt die Ausarbeitung des Elternabends und zeigt den Inhalt auf, wie die möglichen Ursachen für kindliches Übergewicht, die Möglichkeiten der Prävention und Maßnahmen bei Übergewicht. Im Schlussteil fasse ich die Ergebnisse der Arbeit zusammen.

1.1 Begründung der Auswahl des Themas

Der Handlungsbedarf ergibt sich daraus, dass Übergewicht bei Kindern ein großes Problem darstellt, das keineswegs verharmlost werden sollte. Die Folgen können weitreichend sein und gegebenenfalls erst spät auftreten. Neben den eventuellen seelischen Beeinträchtigungen ist das Risiko groß, dass dicke Kinder auch als Erwachsene dick bleiben.

Zum Thema gesunde Ernährung gibt es viele Standpunkte. Diente die regelmäßige Nahrungsaufnahme früher dem Überleben, stehen heute andere Aspekte im Vordergrund. Es ist allerdings nicht immer so einfach die richtige Balance beim Essen zu finden und zu halten. Ähnlich ist es bei der Bewegung.

Mit meiner Ausarbeitung möchte ich Eltern einladen sich zu informieren, Tipps und Anregungen zu erhalten und die Möglichkeit aufzeigen für sich gemeinsam positive Erlebnisse zu schaffen.
Methodik und Rahmenbedingungen

Elternabend:

„Elternabende bilden neben Elterngesprächen die klassische Form der Elternarbeit im Kindergarten oder in Schulen. Sie dienen in der Regel der Information über die pädagogische Arbeit oder der Elternbildung, wenn z.b. Erziehungsfragen thematisiert oder entwicklungspsychologische Erkenntnisse vermittelt werden." Textor, M.R. 2006 Elternabende im Kindergarten

https://kindergartenpaedagogik.de/fachartikel/elternarbeit/formen-der-elternarbeit/1417 [17.03.2020]

Es gibt vier Arten von Elterngesprächen, die sich in der Durchführung und den Rahmenbedingungen unterscheiden.

Elternabende mit einer externen Referentin/ einem Referenten: Diese/r referiert zu einem vorgegebenen Thema, anschließend diskutieren die Eltern mit ihr/ihm.

Elternabende mit der/dem Kindergartenleiter/in oder einer/m Erzieher/in als Vortragende/n: In der Regel wird zuerst ein Referat - entweder als "klassischer" Vortrag oder in der Form kommentierter Folien, Plakate, Wandzeitungen, Dias usw. - gehalten und anschließend darüber diskutiert.

Elternabende als Gesprächskreis: Hier wird auf ein Referat verzichtet, sondern von Anfang an das Gespräch mit den Eltern gesucht bzw. der Informations- und Erfahrungsaustausch zwischen ihnen stimuliert.

Elternabende mit Kleingruppenarbeit: Hier wird auf ein Referat verzichtet und besonders großen Wert auf den Erfahrungsaustausch zwischen den Eltern gelegt.

Textor, M.R. 2006
Elternabende im Kindergarten

https://kindergartenpaedagogik.de/fachartikel/elternarbeit/formen-der-elternarbeit/1417 [17.03.2020]

Da ich Erzieherin in einer Kita bin, entscheide ich mich für einen Elternabend auf Gruppenebene, da sich die Eltern meist etwas besser kennen und in einer Kleingruppe eher aus sich herausgehen sowie offener Informationen und Erfahrungen austauschen. Der Abend dient zur allgemeinen Aufklärung zum Thema Ernährung.
Des Weiteren möchte ich eine Kombination aus Power Point Präsentation und Gesprächskreis anbieten. Eltern haben viele Fragen zur Ernährung ihres Kindes. Hier gilt es eventuelle Ängste zu nehmen und ein wenig Gelassenheit zu vermitteln,

so dass ihr Kind im Laufe der Zeit seinen „Ess- Horizont" erweitern wird, aber auch um nützliche Informationen zu vermitteln. Anschließend können interessierte Eltern auch Einzelberatungen mit ihren Kindern erhalten.

Die Einladung
Zunächst werde ich die Einladung zum Informationsabend gestalten und aushängen. (Siehe Anhang Nr. 1) Diese versuche ich so zu gestalten, dass möglichst viel Interesse geweckt wird. Das Thema wird kurz umrissen, und eine Illustration zeigt auf einen Blick worum es geht. Des Weiteren werde ich den Ablauf kurz skizieren. Den Termin setze ich zur Abholzeit an, mit einer parallelen Kinderbetreuung für die Kinder. So können auch Alleinerziehende und Eltern ohne Babysitter daran teilnehmen. Anbei eine Liste, in der sich die Eltern eintragen können.

Rahmenbedingungen
Der Elternabend muss zunächst im Team vorbereitet werden. Wer ist bereit die Kinderbetreuung für diese Zeit zu übernehmen und ggf. die Eltern in Empfang zu nehmen?
Den zeitlichen Rahmen werde ich vorab mit der Einladung festlegen, sowie die Liste der eingetragenen Eltern auswerten.
Notizen für die Begrüßung werden gemacht und Hilfsmittel wie, Flipchart, Beamer, Stifte und Handout werden bereitgelegt.
Ich werde den Gruppenraum mit genügend Stühlen, Getränken und gesunden Snacks ausstatten.

2. Definition der Zielgruppe

Wie in der Einleitung schon angesprochen, steigt der Anteil der übergewichtigen Kinder in den letzten Jahren stark an. Da die Folgen nicht nur ein ästhetisches Problem darstellen, sondern in erster Linie ein gesundheitliches, sollte man dieses Thema ernst nehmen. Gegebenenfalls sollte man etwas gegen das vorhandene Übergewicht tun und es bestenfalls gar nicht erst dazu kommen lassen.

Die Ernährungserziehung ist daher schon im Kindergartenalter von großer Bedeutung und kann das Essverhalten positiv beeinflussen. Wichtig ist ein Zusammenspiel zwischen Einrichtung und Elternhaus bzw. Umfeld des Kindes. Je größer die Übereinstimmung der beiden Einflussfaktoren ist, desto besser ist dies für die Entwicklung der Kinder. Auf Grund dessen wähle ich die Zielgruppe Kindergarteneltern. Alle Eltern, die Interesse am Thema Ernährung haben, gehören meiner Zielgruppe an. Außerdem soll dieser Abend Eltern von übergewichtigen Kindern motivieren, mit ihren Kindern in die Einzelberatung zu gehen.

3. Ausarbeitung

Wie zuvor bereits erwähnt, wähle ich das Thema „Übergewicht und Ernährung im Kindesalter" und möchte dies an einem Aufklärungsabend auf Gruppenebene den Kindergarteneltern näherbringen. Ich kombiniere eine Power Point Präsentation, um Informationen zu übermitteln, ein Spiel zum Auftakt und einen Gesprächskreis, um Fragen zu stellen und zu klären. So beziehe ich die Eltern mit ein, es kommt weniger Langeweile auf und es werden mehr Erfahrungen, Meinungen und Gefühle geäußert. Wichtig ist dabei die Moderation des abends und darauf zu achten, dass man nicht vom Thema abweicht. Außerdem bedenke ich die Punkte einer guten Gesprächsführung. Ich zeige Empathie, Verständnis und höre aktiv zu.

Das Thema der Einladung formuliere ich so, dass das Interesse geweckt wird, aber keine Ängste oder Befürchtungen entstehen. Die Einladung wird im Eingangsbereich ausgehangen, sodass Eltern sich für diesen Abend eintragen können.

Das Team empfängt die Eltern und ihre Kinder und kümmert sich anschließend um die Betreuung. Der Raum ist vorbereitet, Materialien liegen bereit und die technischen Geräte sind geprüft.

Ablauf

- Ich begrüße die Eltern, erläutere kurz das Thema und den Ablauf und fange pünktlich mit dem Informationsabend an.

- Ich beginne den Abend mit einem kleinen Spiel. Grundidee: Bei dem Spiel gibt es zu einer Frage vier Antwortmöglichkeiten. Die Eltern wählen die Antwort je nach ihrer Gegebenheit.

Durchführung:

- Die Eltern stehen zunächst in der Mitte des Raumes.
- Ich stelle eine Frage und gebe dazu vier gleichwertige Antwortalternativen vor.
- Die Eltern sollen sich nun für eine Antwort entscheiden.
- Jede Antwort wird einer Ecke des Raumes zugeordnet.
- Die Eltern gehen in die Ecke, für die sie sich entschieden haben.
- Wer sich für keine der vorgegebenen Antworten entscheiden konnte, bleibt in der Mitte stehen.
- Die Personen, die sich in der jeweiligen Ecke treffen, sollen sich dort kurz über ihre Entscheidung austauschen.

<u>Fragen und Antwortmöglichkeiten:</u>

	Ecke 1	Ecke 2	Ecke 3	Ecke 4
Wie wird mein Kind zukünftig zur Schule kommen?	PKW	Bus	Fahrrad	zu Fuß
Was hat mein Kind heute gefrühstückt?	Müsli	Brot	Kuchen etc.	nichts
Was trinkt mein Kind am liebsten?	Saft	Wasser	Limo etc.	Egal
Was isst Ihr Kind am liebsten?	Fleischgerichte	Nudelgerichte	Gemüse	Rohkost

Dieses Spiel lockert die Gruppenatmosphäre zu Beginn eines solchen Abends durch die Bewegung auf und verschafft allein einen kleinen Eindruck über Gewohnheiten in Bezug auf Ernährung und Bewegung.
https://www.landkreis-neunkirchen.de/fileadmin/user_upload/Apfel-Karotte/Apfel-Karotte-Co-2008.pdf [25.03.2020]

- Als Nächstes steht ein Flipchart als Medium bereit. Dort steht, wie schon in der Einladung, der Satz: „Gesunde Ernährung- was ist das"?
Ich suche das Gespräch zu den Eltern und stimuliere den Informations- und Erfahrungsaustausch. Mögliche Fragen, Anregungen oder Informationen können die Eltern auf dem Flipchart festhalten, um gegebenenfalls zu einem späteren Zeitpunkt darauf zurück zu kommen.

- Im Anschluss folgt die Power Point Präsentation, um die Eltern zu informieren, aufzuklären und um ihnen Tipps und Anregungen zu geben. Den Inhalt der Präsentation bekommen die Eltern im Anschluss an den Abend zusätzlich als Handout.

- Nach der Präsentation fasse ich noch einmal zusammen, und die Eltern haben die Gelegenheit offene Fragen zu klären, oder sich einfach nur auszutauschen und ggf. Beratungstermine in Anspruch zu nehmen.

7

Inhalte der Power Point Präsentation: (Die Inhalte sind auf den jeweiligen Folien vereinfacht und komprimiert dargestellt)

Wichtig: Eine Diät für Kinder gibt es nicht!

3.1 Was ist eigentlich Übergewicht?

Bei Kindern ist es erheblich schwieriger als bei Erwachsenen ein Normalgewicht festzulegen, da die kindlichen, individuellen Wachstumsschübe das Verhältnis von Körpergröße und Körpergewicht verzerren können.

Zum Einen gibt es natürlich das subjektive Empfinden, nachdem Kinder als zu dick eingestuft werden können.

Aber es gibt auch objektive Maßstäbe zur Beurteilung des Gewichts. Mit dem sogenannten Body-Mass-Index (BMI) können Sie bestimmen, ob das Gewicht Ihres Kindes im normalen Bereich liegt. Aber Vorsicht: Die für Erwachsene gültige BMI-Tabelle eignet sich nicht für Kinder. Für Kinder eignen sich Perzentil- Grafiken, die das Alter und Geschlecht berücksichtigen. Auch zu finden im gelben U-Heft.

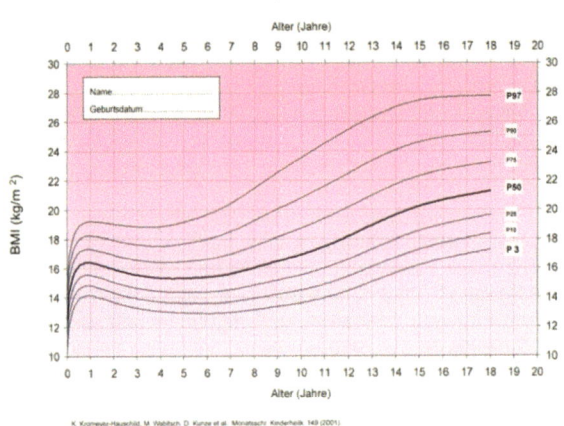

Abbildung 1, Perzentilkurve BMI (Mädchen 0- 18 Jahre), Quelle: https://www.fitoc.de/index.php?id=38 [18.03.2020]

Der BMI berechnet sich wie folgt:

$$\frac{\text{Körpergewicht (kg)}}{\text{Körpergröße (m) x Körpergröße (m)}}$$

Dazu ein Beispiel:
Ein achtjähriges Mädchen wiegt 25 kg und ist 1,10 m groß.

In diesem Beispiel von P90. Es besteht

(vgl. BLE, Das beste

BMI = 25 : (1,10 x 1,10)

= 25 : 1,21

= 20,7

liegt der BMI oberhalb also Übergewicht.

Essen für Kinder)

4. Mögliche Ursachen für kindliches Übergewicht

Die Ursachen für Übergewicht können sehr unterschiedlich und vielschichtig sein.

„Körpergewicht wird sowohl durch Umwelt als auch durch genetische Faktoren beeinflusst.
Auslöser einer Adipositas sind u.a. falsche Ernährung, also eine übermäßige Fett- und Kalorienzufuhr, und mangelnde körperliche Bewegung. Dadurch wird die nicht verbrauchte Energie in Form von Fett gespeichert." äin-red: Übergewicht, https://www.kinderaerzte-im-netz.de/krankheiten/uebergewicht-fettsuchtadipositas/ursachen/ [18.03.2020]

4.1 Lebensgewohnheiten

„Kinder und Jugendliche mit Übergewicht schlafen häufig wenig und bewegen sich weniger als Gleichaltrige. Allerdings kann der Bewegungsmangel nicht alleine auf hohen Medienkonsum zurückgeführt werden, da es auch viele Kinder und Jugendliche gibt, die ebenfalls viel Zeit mit Computer und Fernsehen verbringen und dennoch viel Sport treiben. Hoher Medienkonsum in Kombination mit fehlender körperlicher Betätigung begünstigt jedoch die Gewichtszunahme.

In Schulen wird beobachtet, dass immer weniger Kinder Sport treiben möchten. Immer häufiger bewegen sich Kinder in ihrer Freizeit fast überhaupt nicht. In den Pausen steht bei vielen Kindern der Game-Boy oder das Handy an erster Stelle und übernimmt die Rolle, die einst Fußball oder andere Aktivitäten hatten.

Allerdings sollte man hierbei berücksichtigen, dass das Ballspielen auf Pausenhöfen oft aus Sicherheitsgründen verboten ist. Kinder sollten deshalb von ihren Eltern bereits in sehr jungem Alter zu Sport und Bewegung angetrieben werden, damit sie früh erleben, dass Bewegung Spaß macht." äin-red: Übergewicht, https://www.kinderaerzte-im-netz.de/krankheiten/uebergewicht-fettsuchtadipositas/ursachen/ [18.03.2020]

Erlernte Fehlernährung und frühkindliche Prägung

„Verhaltensweisen rund um die Nahrungsaufnahme – beispielsweise der Stellenwert des Essens in der Familie, der Speiseplan und die Häufigkeit von Zwischenmahlzeiten, Belohnungsrituale (Zuckerle) etc. – werden von den Eltern erlernt und an die Kinder weitergegeben (tradiert). Dementsprechend wird eine Häufung Übergewichtiger innerhalb der Familie beobachtet. Ein Indikator für eine weniger gesundheitsbewusste Einstellung der Eltern kann das Tabakkonsumverhalten sein: Kinder von Eltern, die rauchen, sind häufiger übergewichtig als Kinder von Nichtrauchern.

Wurden Kinder als Säugling nicht gestillt, neigen sie öfter zu Übergewicht als Stillkinder. Kinder, die 6 Monate oder länger voll gestillt wurden, haben den Ergebnissen der KIGGS-Studie dagegen das geringste Risiko für Übergewicht. Die Ernährungs- und Bewegungssituation in der Schwangerschaft und im ersten Lebensjahr beeinflusst die spätere Gesundheit des Kindes (metabolische Programmierung). Eine Überversorgung des (ungeborenen) Kindes mit Zucker/Energie in der Schwangerschaft (z.B. beim Schwangerschaftsdiabetes) und im Säuglingsalter führt zu einer starken Gewichtszunahme im Mutterleib sowie im ersten Lebensjahr und erhöht langfristig das Risiko für das Auftreten von Übergewicht und damit einhergehenden kardiovaskulären und metabolischen Erkrankungen (z.B. Diabetes mellitus)." äin-red: Übergewicht, https://www.kinderaerzte-im-netz.de/krankheiten/uebergewicht-fettsuchtadipositas/ursachen/ [18.03.2020]

4.2 Genetische Veranlagung

Ebenso ist das Gewicht der Eltern, das deren biologische Anlagen sowie ihren Ernährungs- und Lebensstil widerspiegelt, für das Adipositas-Risiko der Kinder von Bedeutung: Kinder und Jugendliche, deren Eltern übergewichtig sind, haben ein um bis zu 80 Prozent erhöhtes Risiko, selbst einmal übergewichtig zu werden.

„Sind die Eltern adipös, ist das Risiko der Kinder auch übergewichtig zu werden sogar um 300 Prozent erhöht im Vergleich zu Kindern mit normalgewichtigen Eltern."

Prof. Dr. Manfred J. Müller: Von Haus aus dick? Wie Eltern das Gewicht ihrer Kinder beeinflussen - Nicht nur falsche Ernährung und zu wenig Bewegung sind Ursachen für Übergewicht, **https://www.gesundheitsforschung-bmbf.de/de/von-haus-aus-dick.php** [18.03.2020]

4.3 Psychische Ursachen

Häufig hat die Adipositas seelische Ursachen. Die psychisch bedingte Adipositas kann beispielsweise durch Verlusterlebnisse wie die Trennung vom Elternhaus, Scheidung der Eltern oder den Tod eines Elternteils ausgelöst werden.

„Auch andauernde Belastungssituationen, Einsamkeit, „Sich-ungeliebt-fühlen" und Langeweile können dazu führen, dass die Nahrungszufuhr als Ersatzbefriedigung angesehen wird. Nahrung dient dann als Mittel zum Frustabbau; dem Körper etwas „Gutes" tun, um sich dadurch „besser" zu fühlen. Übermäßiges Essen unterstützt dabei sowohl die Abwehr von Unlustempfindungen als auch die Verdrängung von Ängsten, Depressionen usw. Viele Übergewichtige haben in der Tat eine depressive Persönlichkeitsstruktur.

Übermäßiges Essen kann aber auch ein Ausdruck von psychischen Problemen sein. Bei Mädchen kann die Adipositas z.B. der Abwehr der weiblichen Geschlechterrolle dienen. Noch sind sich Mediziner allerdings nicht einig, ob die Adipositas wie die Ess-Brech-Sucht (Bulimie) und die Magersucht (Anorexia nervosa) die Kriterien einer psychosomatischen Krankheit erfüllt." äin-red: Übergewicht, https://www.kinderaerzte-im-netz.de/krankheiten/uebergewicht-fettsuchtadipositas/ursachen/ [18.03.2020]

5. Möglichkeiten der Prävention

5.1 Allgemeine Möglichkeiten der Prävention

Vorbeugende Maßnahmen können schon in der Schwangerschaft und im Säuglingsalter erfolgen, oder sollten spätestens im Kindergartenalter beginnen. Die Prävention kann allerdings nur erfolgreich sein, wenn intensive Zusammenarbeit auf allen Ebenen stattfindet: Eltern, Kinder, Lehrer, Erzieher, Ärzte etc.
Schaut man sich die Faktoren an, die als mögliche Ursachen für das Übergewicht aufgeführt sind, so ergeben sich im Umkehrschluss einige Möglichkeiten der Prävention:

Die Zusammenstellung eines geeigneten Speiseplans, ausreichend Bewegung, reduzierte Zeiten vor TV und PC und die Erhaltung der angeborenen Hunger-Sättigungsregulation sollte nicht erst stattfinden, wenn es schon zu spät ist. Außerdem sollte man niemals das Essen als Erziehungsmittel nutzen, indem man ein Kind damit bestraft, ruhigstellt oder belohnt. So soll es gar nicht erst lernen, Essen als Trostmittel oder Ersatzbefriedigung zu nutzen. Eltern, Lehrer und Erzieher müssen Vorbild sein, damit sie den Kindern gesundes Essen glaubhaft schmackhaft machen können. Zudem spielt die Medienerziehung eine wichtige Rolle und man sollte versuchen Kinder zu einer kritischen Mediensicht zu erziehen, damit sie die Werbung besser reflektieren können.

Regeln für die gemeinsamen Mahlzeiten erleichtern das Miteinander: Kommen Sie zur Ruhe, damit Sie sich besser auf das Essen konzentrieren können. Die Mahlzeit wird gemeinsam begonnen. Niemand sagt „Igitt". Handy etc. haben bei Tisch nichts zu suchen. Jeder probiert und wählt selber seine Portion. Die Mahlzeit wird gemeinsam beendet und abgeräumt.

Kinder sollten schon früh miteinbezogen werden. Sie möchten im Familienalltag mitmachen und mitentscheiden. Das kann man nutzen, zum Beispiel beim Einkaufen, Kochen oder Tischdecken.

Mit allen Sinnen genießen. Wenn Kinder Lebensmittel mit allen Sinnen erleben, essen sie automatisch langsamer und konzentrieren sich stärker auf den Geschmack, Geruch, die Geräusche und das Aussehen. Außerdem können sie beim Genießen besser bemerken, ob sie noch Hunger haben oder ob sie schon satt sind.

Bewegen und entspannen. Bewegung ist genau so wichtig wie die Ernährung, damit sich Kinder gesund entwickeln können. Dadurch erfahren Kinder sich selbst und die Welt um sie herum. Der Stoffwechsel kommt in Schwung und sie können sich besser konzentrieren. Ein Kind muss kein Leistungssportler sein. Es sollte aber einen bewegten Alltag haben und z.B. zu Fuß gehen statt mit dem Auto gefahren zu werden und möglichst oft im Freien spielen. Auch hier braucht das Kind Vorbilder. Gemeinsame Aktivitäten, wie Schwimmen, machen Spaß. Aber auch ein Gleichgewicht von Bewegung und Ruhe ist in unserer heutigen Leistungsgesellschaft wichtig. Entspannung verbessert das Körperbewusstsein und die Wahrnehmung. (vgl. BLE, Das beste Essen für Kinder)

Vermitteln Sie gesunde Ernährung spielerisch. Beispielsweise mit einem Geschmacksparcour, verschiedenen Ernährungsspielen, siehe auch: (https://idw-online.de/de/news693661), Besuch eines Bauernhofes oder mit der App „Was ich esse".

5.2 Präventionsmöglichkeiten im Kindergarten

Wichtig ist eine intensive Zusammenarbeit zwischen Eltern und Kita, da im Elternhaus die größte Beeinflussung des Ernährungsverhaltens stattfindet. Es muss also versucht werden, die Eltern für die gesundheitsbewusste Einstellung und für das entsprechende Verhalten zu gewinnen. Gespräche, ein Austausch über Sorgen und Wünsche, sollten regelmäßig stattfinden.

Bei der Ernährungserziehung in der Kindertagestätte geht es nicht nur um ein gesundes Mittagessen, sondern um die Freude an gesunder Ernährung, Handlungskompetenzen zu entwickeln sowie um ein bewusstes Ernährungsverhalten zu erlangen.

Dies kann durch verschiedene Sinnesübungen, übernehmen von Aufgaben und Verantwortung, eigenständige Herstellung kleiner Speisen, Besuch eines Bauernhofes, Anlegen eines Gemüsebeetes, Gemeinsame Mahlzeiten etc. geschehen. Angebote die erlebnisorientiert vermittelt werden, können Kinder mit positiven Eindrücken verknüpfen und übertragen dies auch auf Lebensmittel.

Als Erzieher und wichtige Identifikationsfigur sollte man sich immer der Vorbildfunktion bewusst sein und sich entsprechend verhalten.

6. Maßnahmen bei Übergewicht

6.1 Bilanzausgleich

Übergewicht kann eine Folge des bilanziellen Ungleichgewichts zwischen Energiezufuhr und Energieverbrauch sein. Langfristig muss die Energieaufnahme durch Essen und Trinken reduziert werden und gleichzeitig der Energieverbrauch durch Bewegung erhöht werden.

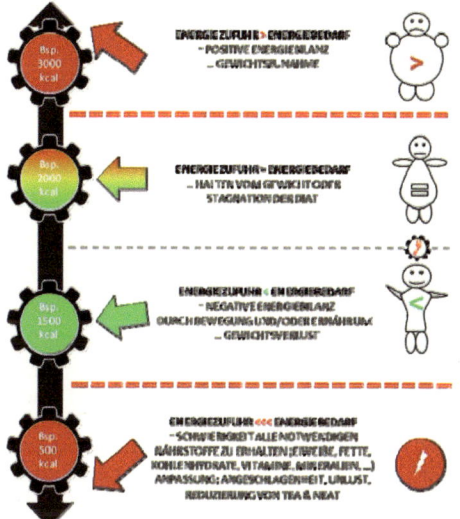

Abbildung 2, Energiezufuhr, Quelle: https://www.functional-basics.de/wie-nimmst-du-ab/ [20.03.2020]

Bei leichtem Übergewicht können die gesteigerte Bewegung und die Einsparung von süßen Getränken und Naschereien helfen, das Gewicht zu normalisieren oder zu halten.
Bei starkem Übergewicht oder Fettsucht sollten jedoch Verhaltensänderungen oder bestimmte Trainings eingeleitet werden. In jedem Fall ist immer der Kinderarzt vorher darauf anzusprechen.

Je weniger Energie aufgenommen und mehr Energie verbraucht wird, desto höher ist der Gewichtsverlust. Da Kinder sich aber noch in der Entwicklung befinden, würde eine Übertreibung durch Diäten oder körperlicher Überanstrengung nur schaden.

Energiebedarf im Kindesalter

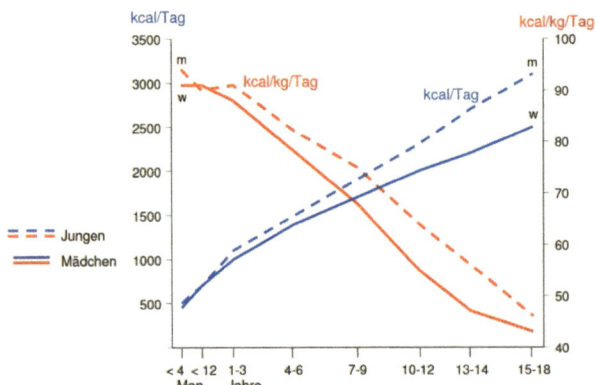

Abbildung 3, Energiebedarf im Kindesalter, Quelle: (Deutsche Gesellschaft für Ernährung) [20.03.2020]

6.2 Ernährungsumstellung der ganzen Familie

Am Besten ist es, wenn die Ernährungsumstellung vom Kind als ganz normal empfunden wird. Das gelingt z.B. dadurch, dass die ganze Familie sich dementsprechend ernährt. Kinder lernen durch Nachahmung und es bringt nichts, wenn man sich selbst gegensätzlich verhält. Checklisten können dabei helfen, einmal die Ess- und Bewegungsgewohnheiten zu analysieren, zu reflektieren und gegebenenfalls zu überdenken. So entsteht ein gesundheitlicher Vorteil für die ganze Familie. Siehe auch: (https://www.klinikum-bochum.de/fachbereiche/kinder-und-jugendmedizin/forschungsdepartment-kinderernaehrung.html)

6.3 Lob, Motivation und Anerkennung

Einer der wohl wichtigsten Aspekte ist, das Kind immer wieder zu loben, zu motivieren und seine Leistungen anzuerkennen. Denn so wird das Durchhaltevermögen gesteigert.

Trotzdem sollten, spätestens jetzt, Schokolade etc. als Belohnung vermieden werden. Lieber sollte die Eigenmotivation gestärkt und erreichte Ziele durch einen Belohnungswunsch, wie z.B. einen Besuch im Fußballstadion, belohnt werden.

Überforderungen, durch Appelle an die Vernunft des Kindes, sollten ebenso vermieden werden, da die Folgen für die Kinder meist noch nicht absehbar sind.

Besser ist es die Psyche des Kindes zu stärken, indem man ihm hilft, seinen Körper zu akzeptieren und selbstbewusster zu werden. Unrealistische Zielvorstellungen sind tabu, sondern die Vermittlung einer gesunden Lebensweise, Spaß an Bewegung und schöne Erlebnisse mit der Familie und Freunden.

6.4 OptimiX

„OptimiX ist die Abkürzung für "Optimierte Mischkost". Das Ernährungskonzept basiert auf den heutigen wissenschaftlichen Erkenntnissen über die richtige Ernährung von Kindern und Jugendlichen, berücksichtigt die in Deutschland üblichen Mahlzeitengewohnheiten (drei Haupt- und zwei Zwischenmahlzeiten) sowie die Essensvorlieben von Kindern und Jugendlichen. Vor dem Hintergrund, dass Familien mit Kindern heute oft finanziell benachteiligt sind, beinhaltet das Konzept übliche, preiswerte Lebensmittel, wenig Fertig- und keine Diätprodukte.

Das Konzept will dazu beitragen, bereits im Kindes- und Jugendalter späteren ernährungsmittelbedingten Krankheiten wie Herz-Kreislauf-Erkrankungen, Diabetes mellitus, Osteoporose oder Gicht vorzubeugen. OptimiX kann – mit entsprechend angepassten Lebensmittelverzehrmengen – auch Erwachsenen empfohlen werden.

Ganz einfach: das "Ampelsystem der Lebensmittel"

Die Ernährungsregeln bei optimiX sind unkompliziert: grundsätzlich wird zwischen empfohlenen und geduldeten Lebensmitteln unterschieden. Empfohlene Lebensmittel sind Obst, Gemüse, Kartoffeln und Getreideprodukte sowie Milchprodukte, pflanzliche Öle, Fleisch und Fisch. Geduldete Lebensmittel sind Süßigkeiten, Kuchen und süße Brotaufstriche. Letztere enthalten viel Energie, jedoch wenige Vitamine und Mineralstoffe und sollten daher nur in geringen Mengen verzehrt werden. Bei den empfohlenen Lebensmitteln ist es wichtig, bestimmte Mengenverhältnisse einzuhalten.

- Grüne Ampel: Getränke, Brot, Getreideprodukte, Kartoffeln, Gemüse und Obst sollten reichlich verzehrt werden.
- Gelbe Ampel: Ein mäßiger Verzehr wird bei Milch und Milchprodukten, Eiern, Fleisch, Wurst und Fisch empfohlen
- Rote Ampel: Fette wie Öl, Margarine und Butter sollten nur sparsam eingesetzt werden.

Reichlich zu verzehrende Lebensmittel

Geeignete Getränke sind Wasser (Leitungswasser oder Mineralwasser) und ungesüßte Früchte- oder Kräutertees, da sie gut den Durst löschen und energiefrei sind. Ebenfalls geeignet sind Fruchtsaftschorlen (1 Teil Fruchtsaft, 2 Teile Wasser). Wegen des teilweise hohen Zuckergehaltes weniger geeignet sind pure Fruchtsäfte, Fruchtsaftgetränke und Nektar, Limonade, Brause und süßstoffhaltige Getränke. Ungeeignete Getränke für Kinder sind wegen des Coffeingehalts Bohnenkaffee, schwarzer Tee, Eistee und Cola sowie alkoholische Getränke, für Jugendliche sind sie in geringen Mengen erlaubt. Milch ist nach optimiX kein Getränk, sondern eine Zwischenmahlzeit. Die empfohlenen Trinkmengen können einfacher erreicht werden, wenn zu jeder Mahlzeit ein Getränk angeboten wird.

Brot und Getreideflocken sollten ebenfalls reichlich verzehrt werden. Der Anteil an Vollkornprodukten sollte möglichst 50 Prozent betragen. Stark verarbeitete Frühstücks-Cerealien wie z. B. Cornflakes oder "Schoko-Pops" sind weniger zu empfehlen, da sie nur noch wenige ursprüngliche Ballaststoffe, dafür aber reichlich zugesetzten Zucker enthalten. Getreidesorten wie Hirse, Buchweizen oder Grünkern können in der warmen Hauptmahlzeit enthalten sein (z. B. Hirse-Gemüse-Pfanne, Grünkern-Bratling).

Kartoffeln, Nudeln und Reis sollten keine so genannten "Beilagen", sondern Hauptbestandteil der warmen Mahlzeit sein. Sie sind fettarm und enthalten reichlich Kohlenhydrate. Nudeln und Reis sollten möglichst aus Vollkorngetreide hergestellt sein. Kartoffelzubereitungen wie Kroketten, Bratkartoffeln oder Pommes sind weniger geeignet als Salzkartoffeln, Folienkartoffeln oder Kartoffelpüree, da sie zu viel Fett enthalten. Sie dürfen nach optimiX nur gelegentlich auf dem Speiseplan stehen.

Obst und Gemüse sollten möglichst fünf Mal am Tag, d. h. zu jeder Mahlzeit, möglichst saisongerecht und zum Teil roh verzehrt werden. Auch die Verwendung von Tiefkühlprodukten, Säften und gelegentlich Konserven ist nach optimiX empfehlenswert.

Mäßig zu verzehrende Lebensmittel

Der Verzehr von Milch und Milchprodukten ist wegen des hohen Calciumgehalts im Kindes- und Jugendalter unerlässlich und sollte daher regelmäßig erfolgen. Nach optimiX sollten fettarme Produkte (z. B. teilentrahmte Milch mit 1,5 % Fett, fettarmer Joghurt, Käse mit einem Fettgehalt unter 45 % i. Tr.) bevorzugt werden. Fleisch, Fisch und Eier liefern hochwertiges Eiweiß, Fleisch außerdem Eisen, Zink und B-Vitamine, Fisch ist eine wichtige Jodquelle. OptimiX empfiehlt zwei bis drei Mal pro Woche Fleisch und eine Seefischmahlzeit (bevorzugt fettreiche Sorten wie Makrele, Lachs, Hering) sowie je nach Alter ein bis drei Eier.

Sparsam zu verzehrende Lebensmittel

Zu den sparsam zu verwendenden Lebensmitteln zählen bei optimiX zum einen Fette und Öle, die zur Speisenzubereitung und als Brotaufstrich Verwendung finden. Doch nicht nur diese so genannten "sichtbaren" Fette sind von Bedeutung, sondern auch die "versteckten", die Kinder und Jugendliche mit fettreichen Milchprodukten, Nuss-Nougat-Cremes, Snacks und Süßigkeiten verzehren. Sie fallen in die Rubrik "geduldete Lebensmittel".

optimiX empfiehlt, dass der Verzehr dieser Lebensmittel 10 Prozent der Gesamtenergie nicht überschreitet. Entsprechend der Gesamt-Energiezufuhr sollte daher ein Kleinkind (4 bis 6 Jahre) maximal 150 kcal, ein Jugendlicher (15 bis 18 Jahre) max. 250 bzw. 310 kcal in Form von fett- und zuckerreichen Lebensmitteln essen

Die Mahlzeiten bei optimiX

Die warme Mahlzeit: Eine Hauptmahlzeit am Tag sollte eine warme Mahlzeit sein. Hauptbestandteil sind Kartoffeln, Naturreis oder Vollkornnudeln und Gemüse (gekocht, als Rohkost oder Salat). Dazu kommt zwei- bis dreimal pro Woche eine kleine Fleischbeilage und einmal pro Woche Fisch. Ein bis zweimal pro Woche wird eine vegetarische Mahlzeit empfohlen. Komplettiert wird die warme Hauptmahlzeit mit einem energiefreien bzw. energiearmen Getränk (Trink- oder Mineralwasser, ungesüßter Früchte- oder Kräutertee, Saftschorlen aus 2 Teilen Wasser und 1 Teil Saft).

Die kalten Hauptmahlzeiten: Die beiden kalten Hauptmahlzeiten (in der Regel Frühstück und Abendessen) sind meist Brot- oder Müslimahlzeiten. Hauptbestandteile sind Brot (möglichst als Vollkornbrot) oder Getreideflocken, fettarme Milch oder Milchprodukte (1,5 % Fett), Obst oder Rohkost. Für die Brotmahlzeit eignen sich Margarine oder Butter (sparsam als Brotaufstrich), und magerer Wurst- oder Käseaufschnitt. Das Müsli kann entweder selbst gemischt werden oder man verwendet eine fertige Vollkornflocken-Mischung ohne Zuckerzusatz. Speziell für Kinder produzierte Frühstücks-Cerealien ("Schoko-Pops") können bei Bedarf sparsam eingesetzt, z. B. zur Hälfte mit Haferflocken gemischt werden. Abgerundet werden die kalten Hauptmahlzeiten mit einem energiearmen Getränk (s. o.).

Die Zwischenmahlzeiten: Die beiden Zwischenmahlzeiten (in der Regel Pausenfrühstück und Nachmittagsmahlzeit) bestehen idealerweise aus Brot oder Müsli, ergänzt durch Rohkost oder Obst. Wird bei den kalten Mahlzeiten wenig Milch verzehrt, kann Milch oder Joghurt als Beigabe oder als eigenständige Zwischenmahlzeit angeboten werden. Ab und zu können auch Gebäck, Kuchen oder Süßigkeiten als Zwischenmahlzeit angeboten werden. Komplettiert wird die Zwischenmahlzeit mit einem zuckerfreien Getränk".

Kinderernährung: optimiX – gesund, kindgerecht und praktikabel, https://www.deutsche-apotheker-zeitung.de/daz-az/2004/daz-29-2004/uid-12312 [20.03.2020]

7. Fazit

Um Kindern gegebenenfalls zu weniger Gewicht zu verhelfen, oder auch vorbeugend zu unterstützen und eventuell mehr Lebensfreude und Gesundheit zu bieten, ist es also wichtig, dass alle Beteiligten zusammenarbeiten und das Kind unterstützen. Eltern stehen nicht alleine bei der Bewältigung dieser Aufgabe, da. Eine langfristige Umstellung sowie Lob, Aufmerksamkeit, und Zuwendung der Umwelt sind notwendig. Dabei sollten das Kind bzw. die ganze Familie jedoch nicht die Freude am Essen verlieren, sondern im Gegenteil, Spaß an gesunder, genussvoller und bewusster Ernährung entwickeln. Gelassen aber konsequent sollten Eltern versuchen Machtkämpfe zu vermeiden und gemeinsam mit den Kindern das Essen planen und vor- bzw. zubereiten. Ablehnung bestimmter Lebensmittel sollte man akzeptieren, da es sich wahrscheinlich nur um eine Phase handelt und sich der Geschmack der Kinder täglich verändern kann.

Durch den Infoabend gebe ich Eltern einen Einblick in die Notwendigkeit einer gesunden Ernährung, Tipps, Anregungen, wichtige Adressen und die Möglichkeit einer zukünftigen Beratung.

8. Literaturverzeichnis

https://www.deutsche-apotheker-zeitung.de/daz-az/2004/daz-29-2004/uid-12312 [20.03.2020]

https://www.foodwatch.org/de/informieren/kinderernährung/[11.03.2020]

https://www.functional-basics.de/wie-nimmst-du-ab/ [20.03.2020]

https://www.gesundheitsforschung-bmbf.de/de/von-haus-aus-dick.php [18.03.2020]

https://www.kinderaerzte-im-netz.de/krankheiten/uebergewicht-fettsuchtadipositas/ursachen/ [18.03.2020]

https://kindergartenpaedagogik.de/fachartikel/elternarbeit/formen-der-elternarbeit/1417 [17.03.2020]

https://kindergartenpaedagogik.de/fachartikel/elternarbeit/formen-der-elternarbeit/1417 [17.03.2020]

https://www.landkreis-neunkirchen.de/fileadmin/user_upload/Apfel-Karotte/Apfel-Karotte-Co-2008.pdf [25.03.2020]

https://www.fitoc.de/index.php?id=38 [18.03.2020]

Wichtige Adressen für Eltern: (im Handout)

www.uebergewicht-vorbeugen.de

www.bundesgesundheitsministerium.de

www.ernaehrungsstudio.nestle.de

www.in-form.de

Deutsche Gesellschaft für Ernährung e.V.

Bundeszentrum für Ernährung

Verbraucherzentrale

Foodwatch.org

Ble-medienservice.de

9. Anhang

„Gesunde Ernährung- was ist das?"

Einladung zum Elternabend zum Thema:

Ernährung von Kindern

Liebe Eltern,

ich lade Euch herzlich zu einem Informationsabend zum Thema Ernährung ein. Hier könnt Ihr Fragen stellen, Euch austauschen, und gemeinsam einen schönen Abend verbringen.

Datum: 01. August 2020
Uhrzeit: 16:30 Uhr – 19:00 Uhr
(Die Kinderbetreuung ihrer Kinder wird vom Team gewährleistet.) Liebe Grüße Eure Linda Kaiser

Ablauf:

1. Begrüßung und kurze Erläuterung des Themas

2. Kleines Spiel zum Auftakt

3. Fragen sammeln

4. Power Point Präsentation:
- Mögliche Ursachen für kindliches Übergewicht.
- Möglichkeiten der Prävention
- Maßnahmen bei Übergewicht

5. Gemeinsamer Austausch und Fragen klären

6. Verabschiedung

Ich/ Wir nehmen teil:

Name Eltern   :   +zu betreuende(s) Kind(er):

_____

_____

_____

_____

_____

_____

_____

_____

_____

_____

_____

_____

BEI GRIN MACHT SICH IHR WISSEN BEZAHLT

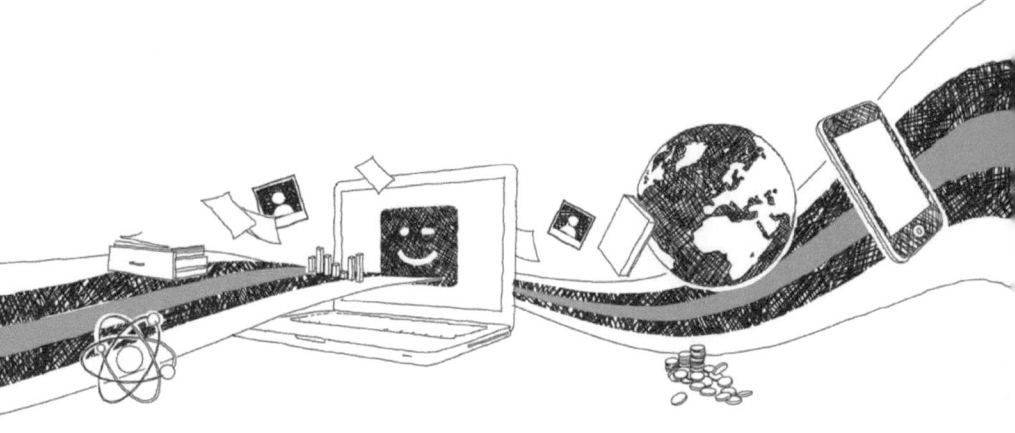

- Wir veröffentlichen Ihre Hausarbeit,
  Bachelor- und Masterarbeit

- Ihr eigenes eBook und Buch -
  weltweit in allen wichtigen Shops

- Verdienen Sie an jedem Verkauf

Jetzt bei www.GRIN.com hochladen
und kostenlos publizieren

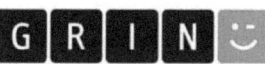